TROISIÈME MÉMOIRE

SUR

LES EAUX MINÉRALES

D'AUDINAC.

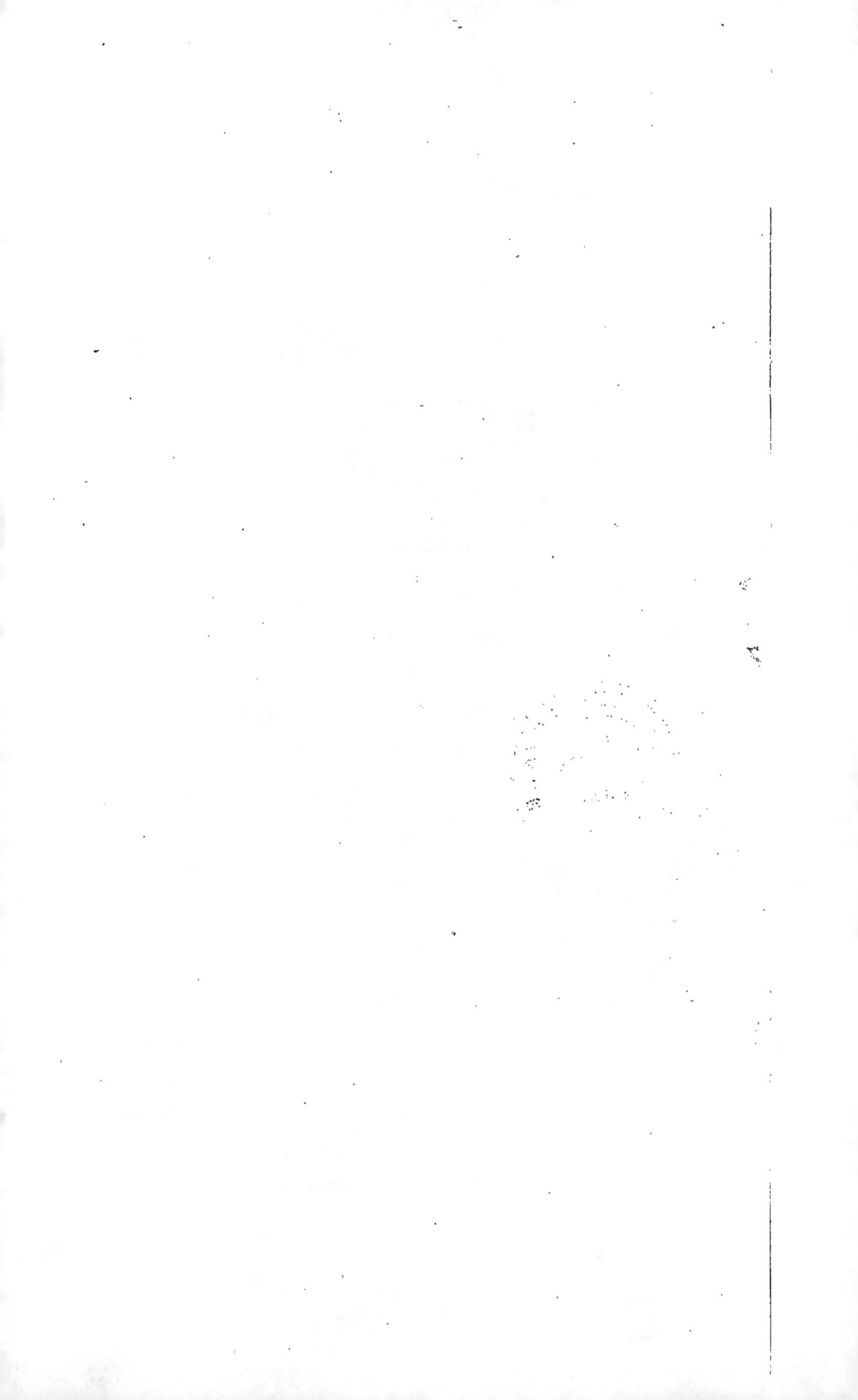

TROISIÈME MÉMOIRE

PRÉSENTÉ

A L'ACADÉMIE ROYALE DE MÉDECINE

SUR LES EAUX MINÉRALES

D'AUDINAC,

CONSIDÉRÉES

SOUS LE RAPPORT THÉRAPEUTIQUE

(Maladies chroniques de l'estomac, des intestins et de quelques autres parties
du tube digestif ;)

Par le Docteur SENTEIN,

MÉDECIN INSPECTEUR DE CES EAUX.

La détermination des vertus d'une eau
minérale, il faut en convenir, est un des
problèmes les plus compliqués de la médecine.
J. ANGLADA,
De l'Emploi des eaux minérales en général.

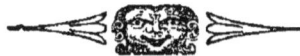

Toulouse;
IMPRIMERIE DE J.-M. PINEL,
RUE DU POIDS-DE-L'HUILE, 2.

1846.

AVANT-PROPOS.

L'établissement d'*Audinac* subit, dans ce moment, une régénération complète et bien capable, assurément, de charmer les longues heures du baigneur.

Le grand hôtel, dont plusieurs parties étaient vieilles, délabrées et peu commodes, a été restauré, rafraîchi et mis entièrement à neuf, sous tous les rapports. On y trouve des appartemens, ayant les commodités, la convenance et tout le confortable qu'on exige généralement aujourd'hui.

La chapelle, dont les dimensions devraient nécessairement être proportionnées à la localité et au nombre de ses habitans, n'en est pas moins bien appropriée au culte. Rien ne s'y oppose à ce que le service divin y soit célébré avec toute la régularité et toute la dignité convenables. Je puis d'ailleurs assurer qu'elle doit bientôt être transportée dans un autre lieu, où on aura soin de lui donner avec plus d'étendue et plus de majesté tous les caractères d'un monument public.

L'ancien établissement des bains et les logemens au-dessous desquels ils se trouvent, ont été si bien réparés et si soigneusement appropriés à tous les besoins ordinaires des baigneurs des deux sexes et de tout âge, qu'on peut dire qu'à cet égard ils ne laissent rien à désirer.

Les buvettes, long-temps un peu trop négligées, peut-être, recevront bientôt les plus importantes améliorations. D'après le plan qui en a été dressé, elles doivent être établies dans d'élégans pavillons en marbre, auxquels le bon goût et le choix architecto-niques sauront donner un caractère presque monumental.

Une nouvelle ligne de bains, située à côté de l'ancien établissement et à l'élévation de laquelle de nombreux ouvriers travaillent, dans ce moment, avec ardeur, présentera la propreté, la commodité et l'agrément, joints à l'élégance et même au luxe; ce qu'on en

voit déjà en est une sûre garantie. Pour ce
qui concerne la partie architecturale exté-
rieure, il est impossible qu'elle ne justifie
pas mes prévisions. Sa façade à colonnes
doriques, à la fois simples et élégantes,
terminée sur les côtés par des pavillons de
très-bon goût et ornée de statues, aura, j'en
suis sûr, l'assentiment de tout esprit cultivé
qui aura su se familiariser avec les beaux
arts. Pour en être convaincu d'avance, il
suffit de savoir que M. *Chambert*, architecte en chef de la Haute-Garonne, en a
arrêté le plan dans tous ses détails. Or, les
nombreuses et remarquables productions
de ce savant architecte, déjà si connues,
l'ont depuis long-temps si avantageusement
classé parmi les artistes les plus distingués,
que son nom seul est une garantie infaillible
de succès dans toutes les entreprises aux-
quelles il voudra se livrer.

La construction détaillée de notre monument est plus particulièrement dirigée
par M. *Delfau*, architecte, dont les chefs
viennent de reconnaître le mérite et le talent,
en le chargeant spécialement de la surveil-

lance de travaux importans qui vont être exécutés sur le Canal latéral de la Garonne.

Mais, ce n'est pas seulement sous le rapport matériel et dans ce qui est rigoureusement afférent aux bains, qu'*Audinac* éprouve une véritable révolution, une régénération complète. Les changemens nombreux qui se sont déjà operés et tous ceux que l'on projette encore semblent vouloir joindre l'*agréable* à l'*utile*, selon le précepte d'*Horace*, déjà si souvent cité et qui le sera si souvent encore!

Un jardinier fleuriste et paysagiste, M. *Fraisse*, dont le goût est si bien apprécié par les riches possesseurs de jardins, de parcs et de campagnes, qui ont mis ses talens à contribution, a remanié de tout point et changé de la manière la plus avantageusé toute la surface du sol qui avoisine les bains.

Les avenues de l'établissement ont été mieux disposées et sont plus nombreuses. Des allées sinueuses et à pente douce y conduisent sans fatigue et avec un agrément soutenu. A droite et à gauche, dans tous les sens, on voit tantôt des tapis de verdure, tantôt des fleurs mêlées à des arbustes d'une riche végétation , tantôt des massifs d'arbres verts, des bosquets projetant une ombre fraîche et sillonnés par des sentiers faciles....

Un peu plus loin, une pièce d'eau, dont l'art a creusé le lit et sur laquelle on pourra voguer avec d'élégantes nacelles ; au centre de cette pièce d'eau , une île tapissée de verdure et couronnée de fleurs et à laquelle un pont rustique et gracieux sert d'entrée.

S'il m'est permis de dire, sans exagération, que l'établissement d'*Audinac* sera désormais tout à la fois l'un des établissemens thermaux connus , les plus utiles et les plus agréables , je puis ajouter que les lieux circonvoisins offrent à l'œil les sites les plus curieux , bien dignes assurément de l'album du touriste dessinateur.

La ville de *Saint-Girons*, voisine d'Audinac, est l'une des villes les plus agréablement situées, au pied des Pyrénées. Les côteaux qui l'avoisinent en sont variés , fertiles et rians. Construite au-dessus du confluent des deux belles rivières, les avantages de sa position naturelle font vivement

regretter qu'une puissante industrie ne sache
pas profiter d'une si heureuse position, tant
pour sa prospérité particulière que pour le
surcroît d'animation qu'elle ne manquerait
pas de procurer, non-seulement à ses environs, mais encore à tout une vaste contrée.
A une distance tout aussi peu éloignée de
Saint-Girons que d'Audinac, on voit s'élever
en amphithéâtre, la petite ville de *Saint-
Lizier*, dont des ruines de monumens anti-
ques attestent, aujourd'hui même, quels furent jadis son étendue, son importance et son
état florissant. On y trouve encore les traces
de temples dédiés à des divinités du paga-
nisme.

De ce point élevé que les baigneurs d'Audinac visitent souvent, on voit se dérouler
devant lui un horizon immense et plein de
majesté, un panorama ravissant et merveil-
leux..... Je veux parler de ce vaste rideau tiré
entre la France et l'Espagne, de ces impo-
santes Pyrénées dont la ligne supérieure
inégalement mamelonnée est revêtue de
glaciers séculaires qu'on pourrait dire éter-
nels! et de ces terres d'une végétation si active

et si riche, étendues aux pieds de ces mêmes montagnes dont le contraste charme la vue et fait naître dans l'esprit de ceux qui l'admirent les sentimens les plus propres à élever l'âme !.....

Vers un autre point, on voit s'ouvrir la riante et fraîche vallée de *Castillon*, où l'on rencontre les forges d'*Engomer*, dont le grand homme de notre époque autorisa la construction, en vue d'y faire fabriquer des armes de guerre. Plus loin, on peut visiter le lac de *Bethmale* si pittoresquement situé et qui termine une vallée dont le sexe pique la curiosité autant par la finesse et la beauté de ses formes que par l'éclat et l'originalité de son costume.

Pourrai-je ne pas mentionner ici cette délicieuse vallée surnommée la *Belle Longue* que son aspect enchanteur a fait si souvent comparer à la célèbre vallée de *Campan*, et que M. *Léonce de Lavergne* a décrite avec cette heureuse facilité, cette verve et cette élégance de style qui sont le cachet de toutes ses agréables productions. Rien de ce qui avoisine, en effet, les Pyrénées, ne

saurait être comparé, par la richesse de la
végétation, les accidens si variés des sites,
la fraîcheur et la fertilité des terres, aux
ravissans tableaux dont je n'ai pu présenter
ici qu'une bien faible esquisse.

Aussi, n'est-il pas un seul de nos baigneurs qui, ayant visité ces lieux, n'en con-
serve long temps le souvenir, et ne se pro-
mette en les quittant de les visiter encore!!!

DE L'ACTION

DES EAUX D'AUDINAC

DANS LES MALADIES CHRONIQUES DE L'ESTOMAC,

DES INTESTINS, ET DE QUELQUES AUTRES PARTIES DU TUBE DIGESTIF.

Devant nous occuper des *maladies chroniques de l'estomac et des intestins*, susceptibles d'être avantageusement traitées par l'emploi de nos eaux, nous ne pouvions presque nous dispenser d'en faire l'objet de notre *troisième mémoire*. Ainsi placé, ce troisième mémoire qui se rattache d'une manière naturelle aux deux premiers et au quatrième qui traitera de l'action des eaux d'Audinac contre *la gravelle*, *contre certains cas de catarrhe de vessie*, *contre certains dérangemens de la matrice*, *pâles couleurs*, *flueurs blanches*, etc., devient un lien d'union au moyen duquel ils formeront à eux quatre, pour ainsi dire, un système. Ils présenteront successivement, en effet, tout ce qui devait être dit, d'après notre plan, sur les principales maladies de l'abdomen que les eaux d'Audinac peuvent guérir ou amender. Nous terminerons cette partie de notre travail par quelques mots sur le fameux protée de l'école

dite *physiologique*, sur la *gastro-entérite*, à l'aide
de laquelle, un hardi réformateur, un homme
de génie, le docteur *Broussais*, a eu le pouvoir
d'ébranler les idées admises jusques à lui, dans
tous les points du monde médical. Mais l'impi-
toyable marche de l'esprit et de la science a,
selon nous, déjà sapé et depuis long-temps,
l'édifice du système broussaisien..... Quoiqu'il
en soit, les idées doctrinales de Broussais n'en
ont pas moins exercé une puissante et malheureuse influence sur la matière médicale, la phar-
macie et plus encore sur la thérapeutique générale.

La confiance pour les eaux minérales, considérées comme agent thérapeutique, a dû nécessairement se ressentir de cette espèce de tour-
mente médicale; mais on devait bien s'attendre,
depuis que le choléra indien avait porté le coup
de mort à la doctrine dite physiologique exclu-
sivement admise, à voir les eaux minérales,
ainsi que tant d'autres moyens thérapeutiques
reconnus efficaces depuis des siècles, recouvrer,
enfin, la juste considération dont elles avaient
long-temps joui et qu'elles n'auraient jamais dû
perdre.

Chacun de nos mémoires ayant un titre qui
pourrait devenir le sujet d'un volume, on devait
naturellement s'attendre à ce que dans un travail aussi succinct, il ne nous serait guère per-

mis que d'effleurer légèrement notre matière. Il ne sera donc question ici que de quelques-unes des nombreuses maladies des voies digestives, dans le traitement desquelles l'usage de nos eaux a été ou doit évidemment être d'une grande utilité.

La diminution de l'action digestive de l'estomac, qu'elle provienne, soit de la faiblesse générale, soit de la seule faiblesse de cet organe, dépendant elle-même de causes assez variées, traîne à sa suite une disposition morbide qui en est l'effet constant, et dont résultent des digestions plus ou moins mauvaises; l'emploi de nos eaux minérales a dans ces cas le grand avantage de prévenir l'augmentation de cette faiblesse, soit générale, soit locale, en détruisant d'abord et en empêchant de se former ensuite les congestions de matières alimentaires imparfaitement digérées et en fortifiant, en outre, la totalité du tube digestif dont il régularise les fonctions.

Nous en dirons autant de l'emploi du même moyen thérapeutique dans les maladies constituées par l'affaiblissement du ton des fibres musculaires de l'estomac, suites si communes des affections graves du cerveau, de la moelle épinière et des nerfs; dans les paralysies du tube intestinal que laissent après eux, soit la colique des peintres, soit les longs traitemens, pendant lesquels des préparations narcotiques ont constamment exercé leur action sur l'estomac et les intestins. L'emploi de nos eaux minérales est alors très satisfaisant, parce qu'ordinairement les maladies dont il s'agit sont accompagnées de constipations opiniâtres, causant à leur tour des états morbides graves, dépendant alors de la stagnation et de l'accumulation progressive des matières fécales dans le gros intestin.

On sait que la suppression des hémorroïdes chez l'homme, et des règles chez les femmes, occasionne souvent des vomissemens qui suivent aussi, dans d'autres circonstances, la cessation trop prompte de la diarrhée, de la dyssenterie et de beaucoup d'autres évacuations. Or, il est évident que combattant avantageusement et d'une manière directe, ce semble, les suppressions sanguines dont il vient d'être question, nos eaux ne peuvent qu'être très utiles contre les vomissemens qui ne seraient que la suite ou plutôt un symptôme de ces suppressions mêmes.

Quant à l'usage de nos eaux contre les vomissemens chroniques, opiniâtres et rebelles, dépendant, comme l'observation l'a si souvent démontré, de la compression de l'estomac et des intestins qui résulterait, elle-même, de l'engorgement de la rate, du foie, du pancréas ou de l'épiploon devenus le siége de tumeurs considérables, il doit, on le sent, être aussi avan-

tageux que dans les cas les plus simples dont
nous avons déjà parlé et où l'on a vu que le
traitement était dirigé directement et isolément
contre ces tumeurs.

Le même raisonnement s'applique encore aux
vomissemens sympathiquement déterminés par
la présence de graviers et de calculs dans les
reins, pourvu qu'on n'ait point oublié ce que
nous avons déjà dit concernant la propriété diu-
rétique de nos eaux minérales.

Il est tout simple de penser, en effet, que
quand les vomissemens sont produits par des
graviers ou des calculs formés ou arrêtés dans
un point des voies urinaires, les diurétiques qui
dissolvent les graviers, les entraînent au dehors
et préviennent leur formation en éloignant les
élémens qui les constituent, doivent être admi-
nistrés, avec un véritable succès, contre les vomissemens qu'occasionne la présence de ces
corps étrangers, d'origine interne, dans les
reins, les urétères ou la vessie.

En favorisant, comme elles le font, l'écoule-
ment de la bile, principalement dans le duodénum
et les autres intestins grêles, nos eaux peuvent
arrêter, dans leur principe, ces maladies graves,
causées par le reflux de la bile dans l'estomac,
maladies si souvent funestes, quand on les a lais-
sées long-temps vieillir, comme *Lientaud* et
Portal en ont conservé et transmis des preuves
authentiques.

Certaines jaunisses chroniques qui persistent
des années entières et se montrent rebelles aux
moyens thérapeutiques les mieux indiqués et aux
méthodes de traitement les plus rationnelles
quoiqu'elles dépendent, pourtant, bien moins
d'une véritable lésion organique, d'une altération
réelle des propres tissus du foie que d'un défaut
de proportion entre la sécrétion et l'excrétion de
la bile, défaut de proportion dans lequel la sécrétion de cette humeur récrémentitielle se trouve
évidemment en excès.

De ce défaut d'harmonie entre deux actes vi-
taux d'une grande importance et qui devraient
être synergiques, c'est-à-dire, tendre convenablement vers un même but, pour que la fonc-
tion à laquelle ils sont tenus de coopérer s'exé-
cute d'une manière normale, il résulte que la
bile excrétée en moins grande quantité qu'elle
ne devrait l'être, reflue, s'infiltre et s'arrête
dans le tissu du foie. L'engorgement de l'organe
est alors plutôt un engouement de ses canaux
excréteurs, jusque dans leurs plus petites radi-
cules, qu'une altération de sa propre substance,
et l'on pourrait, cependant, à l'aide de cette
théorie, si simple et si naturelle, se rendre
raison même matériellement jusqu'à un certain point de la coloration jaunâtre de diverses
nuances, frappant tous les points de la periphé-
rie du corps et que tant de praticiens ont appelé
à toutes les époques, *débordement de bile.*

L'action avantageuse de nos eaux dans ce cas
présente assez d'analogie avec celle de la rhu-
barbe donnée à doses légèrement purgatives.
Elle est laxative ou évacuante d'abord, et puis
tonique *in recessu*, comme le disaient certains
anciens auteurs de matière médicale.

Nous conseillerons l'usage de nos eaux minérales, contre la gastrite, la gastro-duodénite, la
gastro-entérite et l'entérite, qui ont cessé d'être
aiguës ; parce que l'expérience nous a appris que
ces eaux étaient alors réellement utiles. Mais il
faut nécessairement que les divers états morbides dont il s'agit, aient revêtu, d'une manière
décidée, le caractère chronique. L'emploi des
eaux minérales d'Audinac serait, en effet, contr'indiqué dans tous les cas, si au lieu d'avoir à
combattre une maladie chronique, à peu près
homotone, on était dans l'obligation de lutter
contre une maladie composée, ayant pour fond
une phlegmasie chronique, à laquelle viendrait
se surajouter par série de petits accès, une inflammation aiguë soit irrégulière, indépendante
de tout type, soit soumise, plus ou moins régu-
lièrement, aux types quotidiens, tierce-quarte
et à tous leurs dérivés.

On conçoit facilement, qu'ici, les évacuations
sanguines non-seulement ne procureraient aucun soulagement, mais encore seraient certainement nuisibles. Elles diminueraient effective-

ment les forces sans affaiblir en aucune manière
ce que présenteraient de fâcheux ou d'inquié-
tant les symptômes fixés dans la région de l'estomac.

Bien plus, il arriverait alors, peut-être même
assez souvent, que les évacuations sanguines,
intempestivement provoquées, aggraveraient les
états morbides dont il s'agit, en renforçant l'élément nerveux, de manière à le rendre prédo-
minant. Aussi les praticiens les plus recommans-
dables, parmi lesquels nous placerons M. *Cho-
mel*, conseillent-ils dans ces circonstances, non
les boissons adoucissantes, mais des boissons
amères, des extraits dits stomachiques, tels que
ceux de genièvre, de gentiane, de quinquina ;
des alimens de haut goût, des consommés char-
gés d'osmazome, du jus de viandes rôties ; du
bon vin vieux dont on fait modérément usage ;
et ils prescrivent de soutenir cet ensemble de
moyens de régime et de thérapeutique, par
l'eau de Seltz prise en boisson, à laquelle il
serait très-avantageux, suivant nous, que les
eaux d'Audinac pussent être substituées, à cause
de la quantité de carbonate de fer qu'elles con-
tiennent.

Ce qui vient d'être dit s'applique bien mieux
à une maladie heureusement beaucoup moins
commune depuis que le retour presque général
de la médecine hippocratique a fait apprécier la

médecine dite physiologique, comme elle méritait de l'être, nous voulons parler de ces déla-
bremens de l'estomac et souvent même de la
totalité du tube digestif, qui n'étaient, comme
ils ne sont quelquefois encore, que l'effet d'un
régime trop sévère ou d'une diète presque abso-
lue, et d'un traitement anti-phlogistique trop
rigoureux, dirigés contre une prétendue *gastro-
entérite* qui n'existait si fréquemment que dans
la seule imagination des médecins broussistes.
Il est aisé de sentir que si l'on continuait à traiter
cette atonie, avec élément nerveux, de l'estomac et des intestins, comme l'auraient déjà fait
les adeptes *quand même* de la doctrine dite physiologique, on renforcerait infailliblement de
plus en plus les causes morbides, au lieu de
guérir les maladies ou de détruire leurs effets.
Aussi l'on doit dire que la stabilité des dogmes
de l'ancienne médecine hippocratique a rendu à
la science le plus grand de tous les services,
quand elle a arrêté le torrent d'idées subver-
sives malgré le bruyant et la force de ses eaux. -

L'anorexie, la dyspepsie, les flatuosités stomacales accompagnées de renvois, soit acides,
soit nidoreux et les flatuosités intestinales dépendent aussi fort souvent de l'accumulation
et de la détérioration de matières saburrales;
mais, elles sont plus souvent encore la suite d'un
état nerveux et d'un certain degré d'atonie du

tube digestif. Il n'eût point été nécessaire de se donner beaucoup de peine pour comprendre que l'emploi des eaux d'Audinac devait être utile dans ces cas, par l'avantage qu'elles ont, à certaines doses, d'être évacuantes ou purgatives d'abord, et ensuite toniques : il était facile de penser à *priori* que les choses devaient se passer ainsi dans ces circonstances, et d'ailleurs l'expérience, la seule véritable pierre de touche à laquelle on dût ici s'en rapporter, est venue, maintes fois, convertir en certitude ce qui avait bien pu n'être d'abord qu'une simple prévention.

Dans la gastrorrhée, l'administration des eaux minérales d'Audinac a été suivie d'un succès complet, ou tout au moins d'une grande amélioration lorsque l'on avait eu le soin de combattre par des moyens appropriés les diathèses qui, dans le principe, avaient pu agir à la manière, des causes déterminantes. Ainsi lorsqu'une gastrorrhée survenue après la disparition de douleurs rhumatismales ou d'une dartre aura été d'abord combattue par l'application d'un vésicatoire à l'épigastre, par des bains chauds, des bains de vapeur ou des sudorifiques, on se trouvera tout aussi bien de l'emploi des eaux d'Audinac qu'on s'en est trouvé après l'usage des eaux de Vichy, de Spa et de Seltz, assez généralement reconnues, comme étant alors bien indiquées.

Tout ce qui précéde devait faire naturellement présumer que les eaux minérales dont il est ici question devaient très bien convenir dans les cas de diarrhée et de dyssenterie qui durant un temps assez long s'accompagnent constamment d'un certain degré de faiblesse ou d'atonie dans toute l'étendue soit de l'intestin grêle, soit du gros intestin.

Il n'est pas, en effet, nous en sommes sûr, de praticien quelque peu répandu, qui n'ait eu plus d'une fois occasion de voir des diarrhées et des dyssenteries chroniques qui avaient long-temps résisté aux moyens thérapeutiques géné-ralement reconnus comme avantageux contre ces états morbides, s'amender d'une manière très marquée et souvent même parfaitement guérir sous l'heureuse influence d'eaux minérales fer-rugineuses analogues aux nôtres. Le succès des eaux minérales d'Audinac a été plus remarqua-ble encore, quand on n'a eu à combattre que la convalescence le plus souvent si longue et si pénible qui termine les diarrhées et les dyssen-teries chroniques dont il s'agit, quand on a pu en triompher par les moyens thérapeutiques or-dinaires.

Nous n'ignorons pas que, plus d'une fois, des médecins inspecteurs ou des propriétaires d'éta-blissemens thermaux ont été précisément mala-droits en exagérant singulièrement les vertus et l'efficacité des sources minérales dont ils avaient la direction ou qui étaient leur propriété. A en croire certains écrits sur des eaux minérales dont l'efficacité réelle n'est pas toujours bien démontrée aux yeux des gens de l'art, seuls ici, juges compétens, il n'est presque pas de maux incurables, ce semble, par les moyens thérapeutiques ordinaires qui aient pu résister à l'action salutaire de cette médication naturelle ; et l'onaffirme, presque toujours, malgré la crainte qu'on eût dû avoir d'inspirer une certaine défiance en s'exprimant ainsi, on affirme presque toujours que ces maladies présentées comme constamment très-rebelles, ont été, pour ainsi dire par enchantement, *radicalement guéries dans fort peu de temps*, par l'emploi des eaux que l'on a intérêt à beaucoup prôner. Eh bien ! nous pensons, et nous disons, nous, comme nous l'avons déjà dit ailleurs, que l'exacte vérité est encore ici, ce qu'il y a de plus avantageux à connaître et de plus favorable aux établissemens thermaux dont on désire la prospérité. Autant nous sommes disposés à penser que certains propriétaires d'eaux minérales déconsidèrent leurs eaux, les perdent de réputation et doivent les faire généralement délaisser avant peu d'années, en voulant faire croire que tous ceux qui vont se les administrer y guérissent radicalement de leurs maux quels qu'ils soient ; autant nous sommes

intimement convaincu que le médecin conscien-
cieux travaille solidement à la considération, à
la réputation et à la prospérité croissante des
établissemens thermaux qu'il dirige, alors même
qu'il a le courage de dire que, *dans le traitement
de certaines maladies*, il n'a obtenu que beaucoup
de soulagement ou d'amendemens notables des
principaux symptômes, mais que les cas de
guérisons complètes ont été malheureusement
très-peu nombreux.

C'est par l'effet de cette conviction que nous
osons placer sous les yeux de nos lecteurs *douze
observations ayant pour objet des irritations ner-
veuses, des inflammations chroniques et d'autres
états morbides variés de divers points du tube digestif*, que l'emploi rationnel de nos eaux a considérablement amendés, dans *huit cas sur dix*,
sans pouvoir les guérir entièrement, tandis que
ces mêmes eaux minérales n'ont pu obtenir une
cure radicale de maladies si non pareilles, du
moins fort analogues, que dans deux cas seulement, où il était question, dans l'un de gastrite, et dans l'autre de gastro-duodénite chroniques.

Nous ne craindrons même pas de publier, ici,
deux observations, l'une de gastrite chronique
redevenue accidentellement aiguë et l'autre de
gastralgie, dans lesquelles on verra que nos eaux
minérales, mal à propos administrées, ont pro-

duit des augmentations de symptômes et des accidens nerveux inattendus qu'il a fallu combattre
sérieusement par l'emploi rationnel des moyens
que la thérapeutique ordinaire met en usage.

Nous décrirons ces douze cas *d'irritation nerveuse*, *d'imflammations chroniques*, etc., du tube
digestif, d'une manière succincte, mais néanmoins précise, afin que MM. les médecins ordinaires, qui seraient tentés d'essayer de l'efficacité de nos eaux minérales dans des cas analogues, sachent d'avance, autant que possible,
quels sont ceux de leurs malades qu'ils peuvent
nous adresser avec quelque confiance et quelque
espoir de leur être utiles ; mais, aussi, quels
sont ceux qui sont dans l'obligation d'empêcher
de venir chez nous.

PREMIERE OBSERVATION. — *Irritation chronique
de l'isthme du gosier et de la partie supérieure du
pharynx, avec relâchement des tissus de ces parties et rhinophonie.*

M. S...., âgé de trente ans et d'un tempérament lymphatique, s'était adonné au tabac à
fumer avec une telle passion depuis environ dix
années qu'il était rare, disait-il, qu'on le ren-
contrât ou chez lui ou hors de chez lui sans qu'il
eût à la bouche ou une pipe ou un cigarre
allumé.

Cet usage immodéré du tabac lui avait pro-
curé à diverses reprises des irritations au fond

de la gorge , ou même des inflammations des amygdales , qui quelquefois avaient dû être sérieuses, puisque le traitement antiphlogistique auquel on avait eu recours avait consisté en partie en des émissions sanguines assez abondantes et même réitérées , soit par la lancette , soit par les sangsues , sans préjudice des moyens plus doux, ordinairement employés dans ces cas.

Plusieurs médecins avaient été consultés et tous, sans exception, avaient conseillé au malade de renoncer, au moins pour quelque temps, au fumer qu'ils regardaient avec raison comme ayant été l'unique cause de sa maladie.

M. S.... avait essayé , de temps en temps, de se soumettre aux prescriptions qui lui étaient faites d'une manière si unanime , mais il avait vainement lutté , pendant des années entières , contre une *vieille habitude* qui, comme il le disait lui-même , était devenue, chez lui, une *seconde nature.* Il y renonça pourtant, mais ce ne fut qu'assez tard et quand il dut craindre, tout d'abord , de se donner une infirmité incurable.

Les symptômes qui effrayèrent M. S... et commencèrent à le rendre raisonnable , furent les suivans ; 1° une certaine difficulté d'avaler soit les liquides , soit surtout le bol alimentaire, accompagnée d'un sentiment de malaise toujours fort pénible et parfois douloureux et dans certaines circonstances heureusèment assez peu fréquentes, d'une forte occlusion involontaire de la glotte, se prolongeant assez pour faire craindre la suffocation, malgré les efforts qu'aurait pu faire le sujet dans le but de la prévenir.

2° Une altération dans la voix, consistant en ce que l'air passait en trop grande quantité par les arrières-narines, pendant l'acte de la phonation, ce qui constitue, comme on sait, la *rhinophonie* ou le parler du nez.

Tel était l'état dans lequel se trouvait le malade, lorsque passant par Saint-Girons où il entendit parler d'Audinac, il voulut de lui-même essayer si ces eaux lui feraient du bien.

Consulté avant l'emploi du moyen thérapeutique, nous examinâmes fort attentivement le fond de la gorge que nous reconnûmes être le siége d'une irritation chronique ayant eu à la longue pour résultat l'affaiblissement et le relâchement des tissus qui avaient été à tant de reprises, soit enflammés, soit irrités à divers degrés.

Les symptômes qu'éprouvait le malade nous parurent provenir du relâchement de la membrane muqueuse, de la base de la langue, de la voûte et du voile du palais, ainsi que de la partie supérieure du pharynx.

L'altération de la voix que nous avons signalée dépendait évidemment du relâchement du voile du palais, des muscles perystaphylins et surtout du perystaphylin interne, relâchement qui ne permettait pas au voile du palais de s'élever vers les arrière-narines, aussi haut que dans l'état normal.

Nous pensâmes que si les eaux d'Audinac devraient être utiles dans ce cas, elles ne le seraient que tout autant qu'on les emploierait sous forme de gargarismes répétés assez souvent dans la journée.

Après deux mois d'un traitement fait avec la plus grande exactitude, soit à Audinac, soit dans son pays où les eaux d'Audinac lui étaient envoyées en bouteilles, M. S...... nous écrivit bientôt après qu'il se trouvait non entièrement guéri, mais du moins très considérablement soulagé... L'année suivante, M. S... passa de nouveau à Saint-Girons où nous le revîmes. Il avalait avec plus de facilité ; le sentiment de malaise qu'il éprouvait était de beaucoup moindre ; il n'avait plus la crainte de suffoquer qui l'avait si vivement alarmé ; enfin, le parler lui-même était beaucoup moins nasal.

DEUXIEME OBSERVATION. — *Irritation chronique du pharynx avec relâchement des tissus ou affection paralytodée des muscles constricteurs, compliquée d'un spasme de l'œsophage accompagné de contractions antiperistaltiques de ce conduit musculeux au moment de la déglutition.*

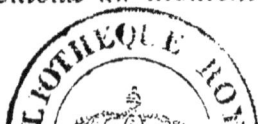

2

M. L. A..., âgé d'une quarantaine d'années
et d'un tempérament éminemment sec et nerveux, avait cédé trop facilement et depuis long-
temps, au goût qu'il avait naturellement pour
les alimens échauffans, les mets fortement salés
ou épicés et surtout pour le thé, le café fait à
forte dose et les liqueurs de table les plus char-
gées de principes aromatiques, telles que les
eaux-de-vie vieilles, le kirch, le rhum, l'ab-
synthe. Ce régime incendiaire lui avait plusieurs
fois enflammé le fond de la gorge de manière à
l'obliger d'avoir recours à des traitemens régu-
liers, quand il se trouva atteint, pour la première fois, des symptômes que nous allons si-
gnaler.

M. L.... éprouvait une lésion de la déglutition
assez singulière sous certains rapports, pour
que nous nous croyions dans l'obligation de la
décrire ici avec quelque soin ; d'autant que
nous n'avons rien trouvé d'analogue chez les
divers auteurs malheureusement peu nombreux
qu'il nous a été permis de consulter.

Chez M. L..... la mastication et l'imbibition
salivaire des alimens introduits dans la bouche,
s'opéraient d'une manière normale. Nous en dirons autant des contractions du voile du palais,
des piliers, soit antérieurs, soit postérieurs de ce
voile et du mouvement de bascule de la langue,
à la faveur desquels le bol alimentaire convena-

blement préparé dans la bouche, franchit l'isthme
du gosier pour passer dans le pharynx. Jusque-
là, tout s'opérait d'une manière irréprochable.

C'était seulement à dater du moment où les
alimens et les boissons étaient parvenus dans le
pharynx que se manifestaient les symptômes du
singulier état morbide dont il s'agit.

Arrivés là, le bol alimentaire et les liquides
que le malade avait toujours soin d'avaler en
petite quantité à la fois, éprouvaient un temps
d'arrêt dans leur marche. Ils gênaient d'abord
assez fortement les fonctions de la glotte, mais
cette gêne ne durait qu'un instant. Ces substances nutritives entraînées plus bas, soit un peu
par leur pesanteur, soit beaucoup plus par les
contractions successives des constricteurs du
pharynx affaiblies, mais encore d'une réalité ap-
préciable par le malade semblaient s'arrêter et
séjourner pendant quelques instans au moment
où la partie supérieure de l'œsophage aurait dû
s'en emparer, afin de les conduire dans l'estomac, en vertu du mouvement comme vermicu-
laire peristaltique qui lui est propre. Au lieu de
cela, l'œsophage se contractait spasmodique-
ment ; l'estomac se soulevait ; les alimens ou
les boissons à demi-ingérés semblaient vouloir
remonter à la bouche ; et le malade éprouvait
même, de temps en temps, quoique assez rarement pourtant, des vomituritions.

C'était seulement après quelques secondes de
cette opposition à la déglutition complète de la
part de l'œsophage pendant laquelle se manifestait une douleur passagère, mais assez vive dans
les parties profondes du cou et à peu près au niveau du bord supérieur du sternum, que le malade sentait ce symptôme douloureux cesser,
l'œsophage s'ouvrir, le mouvement peristaltique
normal, prendre le dessus sur le mouvement
inverse et tout le reste de la déglutition s'opérer
alors aussi bien qu'on put le souhaiter.

N'ayant aucune analogie en notre faveur qui
pût nous permettre d'espérer, *à priori*, quelque
chose d'avantageux de la part de l'action de nos
eaux dans le traitement de ce cas morbide, nous
pensâmes, néanmoins, que sous certains rapports, vu l'affection paralytodée des constricteurs
du pharynx, il serait peut-être avantageux que
pendant l'acte de la déglutition, les liquides s'ar-
rêtassent entre le pharynx et l'œsophage. Nous
dûmes naturellement penser, en effet, que s'ar-
rêtant aussi, quelques instans dans ce point, les
eaux minérales de notre source baigneraient
plus avantageusement par cela même les muscles affaiblis qu'il était essentiel, selon nous, de
tonifier de notre mieux, tout en combattant le
spasme de l'œsophage par des antispasmodiques
appropriés, appliqués d'une manière convenable.

Les eaux d'Audinac furent donc prescrites à la dose de quelques verrées par jour dont une partie serait destinée à servir de gargarisme d'abord, et dont le reste serait ensuite avalé, mais à petits coups, afin de la faire séjourner ainsi, le plus long-temps possible dans la partie inférieure du pharynx.

Il fut prescrit au malade de se faire frictionner le cou aux deux côtés et en suivant la direction du bord antérieur des muscles sterno-cleïdo-mastoïdiens six ou huit fois dans les vingt-quatre heures et chaque fois avec une cuillerée à café du liniment antispasmodique suivant :

P. huile de camomille camphrée, 16 grammes ;

Huile de jusquiane, 16 grammes ;

Castoreum en poudre, 3 décigrammes ;

Ether sulfurique, 2 grammes. Mêlez.

Après deux mois de ce traitement, le malade n'était pas guéri ; mais il était très sensiblement mieux pourtant. Il éprouvait bien encore une certaine gêne analogue à celle qu'il avait accusée avant le traitement par les eaux, mais cette gêne était bien moindre. Le temps d'arrêt des alimens au dessus de l'embouchure de l'œsophage était plus court, le malade ne craignait plus autant la suffocation qui l'avait si fort effrayé dans maintes circonstances. Quant à la vive douleur des parties latérales du cou, qui accompagnait presque constamment la gêne de la glotte, *elle avait entièrement disparu.*

TROISIÈME OBSERVATION. — *Paralysie commençante de l'œsophage et du cardia, suite d'une vive irritation de ces parties. Eaux d'Audinac en boisson; soulagement très-marqué.*

M. E....... ayant avalé par inadvertance une cueillerée à bouche, tout au plus, d'acide nitrique affaibli qu'il avait pris pour de l'eau-de-vie éprouva bientôt après une vive douleur dans toutes les parties que ce caustique avait touchées, mais plus particulièrement au fond de la gorge, dans l'intérieur de la poitrine, vers la colonne vertébrale et à la région profonde de l'épigastre dans une région qui désignait très-bien anatomiquement le trajet de l'œsophage et sa terminaison au cardia.

La fièvre s'alluma. On fit à M. R... une petite saignée au bras. On le mit à la diète et on lui prescrivit de l'eau de poulet avec addition de décoction de têtes de pavot, et de quelques cuillerées d'eau de fleurs d'oranger.

Ces premiers symptômes inflammatoires furent bientôt amortis, ce qui permit de bonne heur ed'administrer quelques légers alimens que l'on rendit progressivement plus solides et plus nourrissans.; mais on ne put empêcher la chute de quelques points heureusement peu éte ndus de la muqueuse buccale et pharyngienne, ainsi que

la suppuration à laquelle cette chute devait donner nécessairement lieu. Il est infiniment proba-
ble que, dans les premiers temps de la maladie,
l'œsophage, le cardia, et peut-être même quelques
points peu étendus de la muqueuse stomacale,
furent aussi le siége d'une inflammation du
même genre, qui semblerait être bientôt passée
à l'état d'une sub-irritation légère chronique.

Quoiqu'il en soit, voici ce qu'éprouvait le
malade, deux ans après son accident :

Peu de temps près ses repas et au moment où
l'estomac travaillait activement à la digestion,
cet organe se soulevait de toute pièce par un
mouvement vif et comme convulsif et une petite
quantité d'alimens ayant subi un commencement
de digestion plus ou moins avancée, était comme
lancée à travers le cardia dans l'œsophage et
parvenait ainsi, quoique très rarement, il est
vrai, jusque dans la bouche.

Prenant en considération toutes les parties de
l'historique de ce cas de maladie, nous avons vu
dans cet état morbide une débilité, un commencement de paralysie de l'œsophage ou du cardia
avec tendance peut-être de ces parties au ramol-
lissement.

Nous ne pensions pas que l'administration de
nos eaux pût être ici d'une grande utilité, vu
l'impossibilité où nous étions de prolonger le
contact de ce moyen thérapeutique naturel avec

les parties affectées et nous crûmes devoir en avertir le malade ; mais celui-ci très favorablement prévenu pour les eaux d'Audinac , voulut absolument en faire usage ; et nous sommes forcés de convenir que par événement il ne s'en est pas mal trouvé , quoiqu'il n'ait pas été complètement guéri.

Après deux mois et demi de l'administration des eaux en boisson prises à Audinac ou chez lui, et à la dose de six verres ordinaires par jour, M. R.. a éprouvé beaucoup moins souvent le symptôme que nous avons décrit comme constituant le fond de sa maladie , c'est-à-dire l'ascension de la matière alimentaire dans l'œsophage au moment de la digestion.

Cette amélioration notable est-elle l'effet du simple passage seulement des eaux médicatrices sur les tissus de l'œsophage et du cardia malades ou de l'action sympathique qu'elles ont exercée sur les mêmes parties, par leur contact prolongé avec la muqueuse stomacale ? C'est ce que nous n'oserions décider d'une manière positive. Nous dirons seulement que nous serions assez disposés à regarder comme possible, dans ce cas, une double action de la part de nos eaux minérales, qui se serait exercée à la fois et à des degrés différens sur l'œsophage et le cardia d'une part, et sur les parois de l'estomac de l'autre.

QUATRIEME OBSERVATION. — *Gastrite chronique,*

suite d'une brusque suspension du flux menstruel par une vive affection morale. — Administration des eaux d'Audinac à l'intérieur. — Rétablissement du flux menstruel. — Guérison.

Mme V...., âgée de 32 ans, d'une taille au-dessus de la moyenne, d'un corps bien proportionné, d'un tempérament nervoso-sanguin, douée d'une constitution fort peu maladive et perdant habituellement chaque mois du sang en abondance pendant plusieurs jours, se trouvait précisément dans son époque menstruelle, quand une vive affection morale vint la frapper.

Cette pénible et subite impression eut pour résultat la suppression instantanée du flux menstruel et la rétrocession de la fluxion dont il était l'effet vers l'estomac. Mme V.... fut prise d'un vomissement de sang, qui reparut jusqu'à cinq fois dans la journée, pendant trois jours consécutifs; bientôt la fièvre s'alluma, la langue devint sèche et la peau fut brûlante. La malade accusa une vive douleur dans l'épigastre qui augmentait encore de manière à devenir intolérable par un toucher même léger. La diète, la saignée, les boissons délayantes et une potion antispasmodique légèrement opiacée firent heureusement disparaître ce que l'ensemble de ces symptômes présentait d'aigu.

Il ne resta bientôt de tout cet appareil morbide qu'un peu de sécheresse de la langue de

l'anorexie, des rapports nidoreux quelques heures après le repas ; un peu de fréquence dans le
pouls et la sensation comme d'une pesanteur un
peu douloureuse à la région épigastrique.

Tous les mois suivans, pendant neuf mois
consécutifs, Mme V..... ne vit pas ses règles,
mais en revanche et comme par l'effet d'une
malheureuse compensation, elle fut prise aux
jours de chaque mois, qui correspondaient à son
époque menstruelle d'un vomissement de sang
assez abondant se manifestant de quatre à huit
fois dans trois jours. On a souvent remarqué
que le sang vomi était désigné par la malade
comme ayant un très mauvais goût ; et l'on s'est
même aperçu que plus d'une fois il a fourni une
odeur fort analogue à celle que le sang menstruel présentait chez elle.

Le traitement antiphlogistique, auquel la malade fut soumise, composé d'eau de gomme ou
de diverses tisanes édulcorées avec le sirop de
gomme et surtout l'application de sangsues, faite
à diverses reprises à la région épigastrique,
n'amena pas les résultats avantageux qu'on en
espérait ; peut-être négligea-t-on un peu trop
les attractions sanguines ou autres qu'on aurait
pu faire vers la vulve et la partie interne et supérieure des cuisses.

Toujours est-il que quand la malade vint à Audinac, les règles n'avaient point reparu ; le

pouls était un peu vif et assez fréquent, quoiqu'il ne fût peut-être pas fébrile ; que la langue
était légèrement blanchâtre et habituellement
sèche et qu'elle éprouvait un sentiment d'endo-
lorissement à la région épigastrique devenant
promptement très-douloureux, à l'occasion d'une
pression même légère.

Après un mois de séjour à Audinac, pendant
lequel Mme V.... fit usage de nos eaux minérales
à la dose de cinq ou six verres dans la journée,
les règles revinrent, les vomissemens de sang
périodiques qui s'étaient spontanément substi-
tués à cette évacuation mensuelle cessèrent entièrement ; les digestions devinrent peu à peu
meilleures en tendant sans cesse vers l'état normal. Enfin, quoique la douleur de la région épigastrique sensiblement affaiblie eût persisté pendant quelque temps encore, en s'accompagnant
d'un peu de flatuosités de l'estomac et de l'émis-
sion de rapports légèrement acides, au moment
de la digestion, la guérison de Mme V... n'a rien
laissé à désirer, deux mois environ après son
départ des eaux.

Nous pouvons ajouter ici, que depuis trois ans
la santé de cette dame n'a plus été altérée en
aucune manière.

CINQUIEME OBSERVATION. — *Gastrite chronique
ou érythème de la muqueuse stomacale occasionnée
par la rétrocession d'une légère dartre farineuse*

*à la région hypogastrique et d'un flux hémorroïdal.
— Eaux d'Audinac à l'intérieur. — Retour du
flux hémorroïdal.— Amendement notable. — Guérison complète; plus tard, par la thérapeutique
ordinaire.*

M. R....., âgé de 36 ans, d'un tempérament
sanguin très-prononcé, mais avec une légère
teinte bilioso-nerveuse, facile à reconnaître,
portait depuis long-temps une dartre farineuse
superficielle et peu étendue à la région hypogastrique, et il était sujet, en outre, à un flux hémorroïdal assez abondant, reparaissant à plusieurs reprises dans le courant de chaque mois.
Ce flux sanguin par les hémorroïdes était devenu un véritable besoin dans une constitution sanguine aussi bien caractérisée que
celle de M. R. dont le visage constamment assez
animé était remarquable par une vive rougeur
des joues qui augmentait promptement à la
moindre impression morale imprévue et dont le
pouls était habituellement dans l'état normal,
plein, ferme, bien développé et assez fréquent;
on ne sera donc pas surpris de nous voir ajouter à ce tableau, que dans plusieurs circonstances, ou par l'effet des causes imprévues, le
flux hémorroïdal dont il s'agit ayant été mo-
mentanément suspendu, M. R... avait éprouvé
de légères palpitations de cœur ; soit jusqu'à ce
qu'il eût appliqué quelques sangsues à l'anus,

soit jusqu'à ce que le flux hémorroïdal se fût
spontanément rétabli.

A une certaine époque et par l'effet de causes
qu'il serait trop long de détailler ici, M. R...
éprouva tout à la fois, une rentrée ou réper-
cussion de son éruption dartreuse furfuracée et
une disparition de son flux hémorroïdal.

A dater d'alors, il ressentit à la région épigastrique une douleur sourde, légère, mais assez
étendue, augmentant sensiblement par la pression. Le pouls, sans être décidément fébrile, eut
quelques pulsations de plus, surtout vers le soir.
Le malade digérait moins bien, alors même
qu'il mangeait moins que de coutume. Les alimens qu'il désirait moins qu'auparavant, malgré le soin que l'on prenait d'en varier la nature, fatiguaient l'estomac, et la plupart des digestions s'accompagnaient d'éructations tantôt
nidoreuses, tantôt acides.

Il demeura plusieurs années dans cet état,
sans que ni le flux sanguin habituel, ni l'affection dartreuse eussent reparu dans les siéges
respectifs qu'ils avaient long-temps occupé.

Vingt-six jours de séjour à Audinac pendant
lesquels le malade s'administra les eaux en
boisson à la dose de six à huit verres par jour,
à la manière ordinaire, ne purent point amener
dans ce cas une guérison complète, mais ils
produisirent néanmoins un amendement fort
remarquable.

Par l'effet d'une action commune de la part de nos eaux chez les anciens hémorrhoïdaires le flux sanguin hémorrhoïdal, auquel M. R... avait été long-temps sujet, se montra de nouveau et devint peu à peu aussi abondant que par le passé.

La douleur de l'épigastre s'affaiblit d'une manière sensible ; les digestions furent plus faciles et elles s'accompagnèrent beaucoup moins que de coutume de ces éructations qui contrariaient tant le malade.

La dartre furfuracée n'ayant pas reparu même deux ans après que M. R... avait quitté Audinac, nous lui conseillâmes, lorsqu'il nous fit de nouveau l'honneur de nous consulter, l'application d'un cautère à l'une des jambes. Nous lui prescrivîmes un traitement dépurant, nous dirions presque anti-dartreux, et nous apprîmes, plus tard, que par l'effet de ces divers traitemens, combinés suivant l'exigence des circonstances, il était enfin radicalement guéri.

SIXIÈME OBSERVATION. — *Gastrorrhée ou catarrhe stomacal, suite d'une gastro-entérite chronique. — Administration des eaux pendant deux saisons. — Guérison.*

Mlle E. B... était atteinte depuis dix ou douze ans d'une *gastrorrhée* ou *catarrhe stomacal chronique*. Nous entrerons dans quelques détails à l'occasion de ce fait intéressant.

Mlle E. B... était sujette tous les matins à des

vomissemens de mucosités filantes, provenant très probablement d'un accroissement morbide de la sécrétion de la muqueuse stomacale. Cette matière quelquefois assez limpide, était le plus souvent visqueuse et fort analogue au blanc d'œuf non cuit.

Quelquefois, cependant, le liquide vomi s'est montré fort écumeux ou mousseux, à l'instant même de son élimination.

Dans ces circonstances, il était, d'ordinaire, précédé d'éructations fort bruyantes et d'une aigreur très prononcée, et le liquide écumeux lui-même était si acide, qu'il suffisait de son passage rapide sur les dents pour les agacer en agissant fortement sur leur émail. Quelquefois encore la malade était prise de vomissemens de ces deux diverses espèces, immédiatement après ses repas; et chose digne de remarque, c'était le liquide seul qui était vomi.

L'estomac retenait si bien tout ce qui était pâte alimentaire qu'il ne s'en mêlait pas la moindre parcelle au liquide expulsé par le vomissement. Nous ferons observer, en outre, que chaque année, pendant les deux mois de septembre et d'octobre, la malade était prise de vomituritions du genre acide qui duraient une bonne partie de la journée.

Les eaux d'Audinac, administrées à l'intérieur et à la dose de six à huit verres par jour;

opérèrent ici d'une manière très-efficace ; mais il fallut pourtant deux saisons pour que la malade fût complètement guérie.

Après son premier séjour à Audinac, Mlle E. B... n'avait éprouvé qu'une diminution , mais une diminution très notable de tous les symptômes qui fesaient son tourment depuis tant d'années,

Après un second voyage , alors que nous lui eûmes conseillé , de temps en temps , des applications de ventouses à la partie supérieure et interne des cuisses ou des applications de sangsues faites dans l'intention de suppléer aux règles trop peu abondantes afin de régulariser cette évacuation, Mlle E. R... n'éprouva plus l'accès de vomituritions acides qui la fatiguaient tant durant les mois de septembre et d'octobre tout entiers. Les vomissemens ordinaires , soit du matin , soit d'après les repas , diminuèrent peu à peu de fréquence et d'intensité et disparurent enfin d'une manière complète.

La maigreur de la malade et son mauvais teint chlorotique furent remplacés par de la fraîcheur et par un embonpoint raisonnable.

Ce qui a pu beaucoup contribuer à maintenir cette guérison que nous avons appris plus tard avoir été parfaite, c'est le soin avec lequel Mlle E. B. s'est purgée chaque deux mois d'une manière très-régulière et en se soumettant, en outre, à toutes les précautions capables de rendre habituellement les règles assez abondantes, conformément aux conseils que nous lui avions donnés dans une consultation.

SEPTIEME OBSERVATION. — *Gastro-entérite par excès de régime échauffant.* — *Eaux d'Audinac administrées à l'intérieur.* — *Soulagement prononcé.*

M. St... âgé de 32 ans, d'une taille moyenne et d'un tempérament bilioso-sanguin assez robuste avait adopté depuis long-temps un genre de vivre qui ne s'accordait nullement avec sa constitution naturelle. Une vie paisible, un exercice modéré et un régime doux eussent été pour lui d'un très-grand avantage, afin de diminuer la quantité de son sang, d'en tempérer la chaleur, d'en affaiblir la partie fibrineuse et de laisser ainsi en même temps couler plus facilement sa bile, et il avait malheureusement contracté l'habitude de faire précisément tout l'opposé de ce qu'il lui aurait fallu à cet égard. M. St... aimait les exercices les plus violens : l'équitation, la chasse, l'escrime... Il se nourrissait de préférence de viandes noires, échauffantes, etc., et usait largement de vins généreux et de liqueurs spiritueuses... L'estomac de M. St... devint le siége d'une gastro-entérite d'abord aiguë, qu'un traitement médical régulier et une modification de la manière de vivre et de se nourrir

3

amendèrent, sans doute, mais en lui laissant néanmoins encore un assez haut degré d'intensité.

Les eaux d'Audinac furent d'une très grande utilité, quoiqu'elles n'aient pas pu amener l'état normal, c'est-à-dire procurer une guérison parfaite.

A l'aide de ce moyen thérapeutique naturel, M. St..., a vu se dissiper entièrement ses tensions douloureuses des hypochondres et les flatuosités stomacales qui le tracassaient singulièrement quand elles ne trouvaient pas leur cessation dans une expulsion un peu prompte par les voies supérieures.

Le teint du malade est devenu meilleur; ses digestions ont été plus faciles; ses déjections alvines ont été plus aisées, mais il a continué à éprouver à la région épigastrique un léger sentiment pénible qui devenait décidément douloureux par l'effet de la plus légère pression.

HUITIEME OBSERVATION. — *Gastro-duodénite, suite d'une contusion sur l'épigastre et sur l'hypochondre droit. — Eaux d'Audinac en boisson. — Soulagement très-prononcé.*

M. M..., âgé de 18 ans, d'un tempérament lymphatique prononcé et d'une constitution débile, était sur le point de descendre de dessus un cheval ardent qui l'emportait et qu'il ne pouvait plus maîtriser, quand il sentit le pommeau de la selle le frapper violemment à l'épigastre et à l'hypochondre droit.

A peine arrivé chez lui, M. M... fut pris d'un malaise général. Il sentit une douleur gravative à l'épigastre et à l'hypochondre qui avaient été contus, se manifestant de plus en plus, surtout quand on touchait, même légèrement, ces deux régions.

Il se déclara bientôt un frisson promptement suivi d'une vive chaleur dans les parties offensées ; la fièvre s'alluma et devint bientôt des plus fortes. Le malade éprouva des soulèvemens d'estomac et des vomituritions, se plaignant en même temps d'une douleur sourde de la partie supérieure postérieure et droite de la poitrine correspondant à l'omoplate.

M. M... fut traité, avec juste raison, comme ayant une gastro-duodénite, compliquée d'une hépatite l'une et l'autre traumatique et à l'état aigu.

La diète, la saignée, les boissons délayantes, les potions antispasmodiques et légèrement narcotiques ; les applications de sangsues, de topiques émolliens et calmans, etc., rien de ce qui constitue le traitement rationnel de la gastro-duodénite et de l'hépatite aiguës ne fut oublié dans cette occasion.

Tout ce que l'on put obtenir néanmoins se

réduisit seulement au passage de l'état aigu de ces maladies à leur état chronique.

Quand M. M... vint à Audinac, il éprouvait encore à l'épigastre et à l'hypochondre droit, une douleur sourde que la plus légère pression rendait plus forte. Il avait peu d'appétit et ne se sentait que très peu de goût pour les alimens. Alors même qu'il mangeait peu, ses digestions étaient pénibles et lentes et il éprouvait pendant cette opération des éructations acides et désagréables.

Les eaux d'Audinac n'ont pas complètement guéri M. M..., nous en convenons; mais ce qu'il y a d'aussi certain, c'est que quand il a quitté notre source, l'épigastre et l'hypochondre n'avaient plus ce gonflement tympanique qui fatiguait tant le malade; ses digestions étaient devenues sensiblement meilleures, quoiqu'elles ne fussent pas normales; la douleur de l'épaule droite avait cessé et le pouls était revenu à son état naturel.

Il restait encore dans les régions épigastrique et hypochondriaque droite une légère douleur gravative augmentant par la pression, que probablement un second voyage auprès de notre source eût complètement dissipée; mais quoique le malade nous eût promis de suivre le conseil que nous lui avions donné de revenir passer une autre saison à Audinac, nous ne l'avons plus revu depuis cette époque.

NEUVIÈME OBSERVATION. — *Entérite chronique,*
suite d'une péritonite puerpérale. — *Administra-*
tion des eaux d'Audinac en boisson d'abord et en
demi-bains ensuite. — *Soulagement marqué.*

Mme L. R.., âgée de 26 ans, d'un tempérament
lymphatique nuancé d'une légère teinte nerveuse , s'était délivrée d'une grossesse par un
accouchement des plus pénibles, quand elle fut
atteinte d'une péritonite puerpérale quoiqu'elle
n'eût fait absolument aucune des imprudences
qui provoquent et produisent presque d'ordinaire
cet état morbide..

Le traitement de cette maladie fut confié à
un médecin-accoucheur habile qui ne négligea
rien pour mener la malade à bonne fin.

Si l'on fut assez heureux pour éviter que l'inflammation de la séreuse abdominale ne se ter-
minât point par l'accumulation dans le sac péri-
tonéal de cette humeur sero-floconneuse qui en
est le funeste résultat dans tant d'occasions, on
ne put point éviter la formation lente d'une entérite chronique bien caractérisée, s'accompagnant d'un flux diarrhéique irrégulier. Ce qui fatiguait surtout la malade, c'était le dégoût des
alimens , les flatuosités intestinales et les disten-
sions tympanitiques de l'abdomen.

Tel était l'état dans lequel se trouvait Mme L.
R... quand elle se rendit à Audinac pour y essayer les eaux minérales , après avoir eu vaine-

ment recours à toutes les ressources de la thérapeutique ordinaire.

Durant le séjour que madame fit dans notre
établissement, les eaux lui furent administrées
en boisson à la dose de six verres par jour et
en demi-lavemens pris chaque deux jours. Mais
pendant les derniers quinze jours, nous jugeâ-
mes convenable de lui faire prendre des demi-
bains dont la température fût artificiellement
élévée et maintenue au niveau le plus convenable à l'état morbide et à la constitution débile
de la malade.

Cette médication eut pour résultat une amélioration notable de sa maladie. Les flatuosités ,
le développement tympanitique du ventre disparurent entièrement et le pouls revint à son état
normal. Le flux diarrhéique fut lui-même notablement amendé. Mais Mme L. R... continua à
éprouver, d'une manière soutenue, une douleur
abdominale sourde augmentant un peu au moment de la digestion intestinale, se dissipant, à
la vérité, presque complètement, un instant
après.

DIXIEME OBSERVATION. — *Entérite chronique
sans caused éterminante positivement connue, avec
diarrhée d'abord, et puis dyssenterie. — Administration des eaux d'Audinac. — Soulagement.*

M. A..., jeune homme d'une quinzaine d'années environ, chez qui la puberté s'était établie

d'une manière assez précoce, était atteint depuis l'âge de douze ans de douleurs d'entrailles habituelles avec fréquence du pouls, dégoût des alimens, flatuosités abdominales et flux diarrhéiques peu abondans, mais se répétant trois, quatre fois et plus dans la journée. Cet état persista pendant deux ans environ, quoiqu'il eût été fort rationnellement combattu à plusieurs reprises et toujours par des médecins instruits.

Quelqu'un de ces derniers soupçonna bien qu'une habitude secrète et inavouée par le malade avait dû exercer une funeste influence sur la production et le maintien de cet état morbide. Quoiqu'il en soit, après avoir duré environ deux années, cette diarrhée dégénéra en une dyssenterie bien caractérisée; pour combattre cette dernière forme de maladie, on eut vainement recours aux applications de sangsues, aux antiphlogistiques, aux adoucissans, aux calmans antispasmodiques et même opiacés : rien ne fut d'une utilité bien reconnue.

Les choses en étaient là, quand M. A... s'en vint à Audinac dans l'intention d'essayer l'efficacité de nos eaux, d'après les conseils que lui en avaient donnés un médecin de nos amis.

Les eaux lui furent administrées à l'intérieur en boisson, à la dose ordinaire de cinq à six verres par jour ; vers le milieu de son séjour à Audinac, nous eûmes recours tous les deux

jours et alternativement à des demi-bains dont
la température était artificiellement élevée à un
degré convenable et à des demi-lavemens d'eau
minérale, afin qu'ils servissent ainsi en quelque
sorte de bain intérieur, appliqué à la muqueuse
des gros intestins, et peut-être aussi à une partie
de la muqueuse des petits intestins eux-mêmes.

A l'aide de cette triple médication, convenablement combinée, si nous ne pûmes pas obtenir une guérison complète, nous fûmes du moins
assez heureux pour procurer au malade un si
grand soulagement, un si notable allègement de
ses maux, que ce jeune homme qui s'était cru
atteint d'une maladie mortelle ne désirait lui-
même rien autre chose que le maintien de son
état actuel.

Sous l'influence des eaux d'Audinac, en effet,
tous les symptômes fâcheux ou alarmans de la
dyssenterie et même de la diarrhée chronique
disparurent. Il ne lui resta plus de tout cet appareil de symptômes effrayans, qu'un peu de
flatulence, avec son tympanitique dans le colon
descendant. Ce symptôme, dont les élémens
constitutifs semblaient se former la nuit pendant
le sommeil, se manifestait seulement le matin,
et il disparaissait, le plus souvent, aussitôt que
le malade avait été à la garde-robe, soit naturellement, soit à l'aide d'un lavement à l'eau
minérale pure et froide.

Nous devons à la vérité de dire que nos eaux minérales ont produit des accidens fâcheux dans certains cas de gastrites chroniques redevenues accidentellement aiguës et dans quelques gastralgies dont une vive irritation nerveuse constituait l'élément principal.

Mais dans ces cas d'insuccès, il serait injuste de ne pas faire la part de l'indocilité et de l'imprudence de certains malades. Plus d'une fois, un peu de repos préalable, un régime approprié, un traitement préparatoire de quelques jours, et surtout l'emploi des eaux mitigées ou convenablement combinées, au lieu de celui des eaux pures, auraient certainement mis les malades à l'abri de ces orages qui, du reste, n'ont été, le plus souvent, que des orages passagers.

On ne saurait croire combien il est commun de rencontrer des malades qui se persuadent que les remèdes qu'on leur conseille à petites doses, pour les soulager ou les guérir, les soulageraient ou les guériraient bien plus sûrement et promptement, s'ils les prenaient à haute dose; il n'est peut-être pas de source minérale efficace, auprès de laquelle cette idée spécieuse mais évidemment fausse, n'ait produit de temps en temps quelques accidens fâcheux.

Observations dans lesquelles les eaux d'Audinac ont produit de fâcheux effets.

ONZIEME OBSERVATION. — *Gastrite chronique devenue accidentellement aiguë, dans le traitement de laquelle les eaux d'Audinac, mal à propos continuées, ont produit des accidens qu'il a fallu combattre par des moyens empruntés à la thérapeutique ordinaire.*

Mme N.... depuis long-temps atteinte d'une gastro-entérite chronique, pour laquelle les eaux d'Audinac lui avaient été déjà d'une grande utilité, quoique sans la guérir, était revenue auprès de notre source et commençait à en ressentir de nouveau toute l'efficacité ; lorsque à l'occasion d'une longue promenade à pied par des chemins accidentés et qui fut nécessairement beaucoup plus fatigante qu'on n'avait pu le prévoir, les symptômes de son inflammation chronique éprouvèrent de tout point un retour à l'état aigu.

La douleur que ressentait habituellement Mme N... à la région épigastrique, de sourde et gravative qu'elle était, devint alors très-vive, et elle augmentait sous la plus légère pression. La malade accusa une grande soif accompagnée d'une aversion très-prononcée pour les alimens. Son pouls qui était d'ordinaire plus fréquent que dans l'état normal sans être néanmoins vif, accéléré, plein et fort, comme quand on a la fièvre, devi..: décidément fébrile, etc. Je n'étais ni à Audinac, ni à Saint-Girons, quand la malade, de retour dans notre établissement, se trouva dans cet état. J'avais été appelé en témoignage devant la cour d'assises à Foix.

Pendant mon absence, Mme N... fut bien assez avisée pour se mettre à la diète et au lit; ne prenant que des boissons raffraîchissantes, quelques crêmes et tout au plus des bouillons aux herbes; mais elle eut l'imprudence de ne pas suspendre tout-à-fait son traitement par les eaux minérales, pensant mal à propos que son nouvel état ne les contr'indiquait pas.

La première verrée d'eau minérale que s'administra la malade fut suivie d'un soulèvement d'estomac accompagné d'un accroissement de la douleur épigastrique, et d'une angoisse générale qui ne cessèrent que lorsque un vomissement pénible eut débarrassé l'estomac de toute l'eau minérale qu'il venait de recevoir et de matières alimentaires qui probablement se trouvaient encore dans l'estomac, et dans le commencement des intestins grêles. Pensant qu'une coïncidence fortuite pouvait très bien être cause de ce qui venait de se passer, apres s'être reposée quelques heures, Mme N... revint encore à l'administration des eaux minérales en boisson, pour voir, à l'aide d'une nouvelle expérience, si son estomac pourrait mieux les supporter, mais encore tous les autres symptômes qu'elle éprouvait s'exaspérèrent d'une manière effrayante. On se crut dans l'obligation de suspendre la reprise des eaux , tout au moins, jusqu'à ce que je fusse de retour, et je ne pus qu'approuver cette conduite.

A mon arrivée à Audinac, jugeant que la gastrite chronique de Mme N... était devenue aiguë d'une manière très décidée, je la soumis à un traitement régulier, dont la saignée du bras d'abord , l'application de quelques sangsues à l'anus et à la région épigastrique ensuite , une potion antispasmodique et la substitution de l'eau de gomme aux bouillons d'herbes, furent les principaux agens.

Ce ne fut qu'après quelques jours de ce traitement non-seulement des vomissemens disparurent aussitôt qu'elle eut avalé un second verre d'eau que Mme N... n'éprouvant plus aucun des symptômes qui se rapportaient à la gastrite aiguë put reprendre l'administration des eaux d'Audinac qui diminuèrent encore plus notablement les symptômes de gastrite chronique qu'elles ne l'avaient fait à son premier voyage, quoiqu'après même cette seconde saison, nos eaux n'aient pu complètement la guérir.

DOUZIEME OBSERVATION. — *Gastralgie dont une vive irritation nerveuse constituait l'élément principal, dans le traitement de laquelle les eaux d'Audinac ont produit des accidens fâcheux qu'il a fallu combattre par des moyens empruntés à la thérapeutique ordinaire.*

M. B... d'un tempérament sec et bilioso-sanguin, âgé de 40 ans, et d'une constitution depuis long-temps affaiblie par des travaux de cabi-
net, presque continus, était atteint depuis cinq
ans d'une gastralgie dont une vive irritation
nerveuse constituait l'élément principal, quand
un de ses amis qui n'était pas médecin et qui
probablement n'avait rien lu de ce que nous
avons publié sur notre établissement, lui per-
suada que les eaux d'Audinac pourraient être
utiles à sa maladie.

Lorsque nous vîmes M. B... pour la première
fois dans notre établissement, nous reconnûmes
précisément chez lui des symptômes qui de tout
temps avaient été, pour nous, une contr'indi-
cation à l'emploi des eaux. M. B... avait, en
effet, habituellement le pouls vifs, fréquent et
serré. Ses digestions n'étaient pas trop mauvaises sous le rapport matériel, si nous pouvons
nous exprimer ainsi ; la nature et la régularité
des déjections alvines en fournissaient la preuve,
mais ces digestions s'opéraient lentement. Pendant le reste de la journée, M. B... éprouvait d'u-
ne manière à peu près constante à la région épi-
gastritique, une douleur sourde, légèrement
gravative, qui était plutôt même un état de malaise qu'une douleur proprement dite bien caractérisée ; mais sur ce fond constant de malaise, se
manifestait à quinze ou vingt reprises dans les

vingt-quatre heures une douleur gastrite vive,
subite, déchirante, de la nature des tics douloureux, qui pendant toute sa durée, heureusement
assez courte, quatre ou cinq minutes au plus,
tenait le malade dans un état d'angoisse difficile
à peindre. C'était comme un accès d'un subit et
véritable désespoir... Pendant tout le temps de
la digestion, cette gastralgie revêtait un autre
caractère. Le malade éprouvait un sentiment de
défaillance, une lipothymie rendant momenta-
nément le malade affaissé, immobile et insensé,
le pouls et la respiration continuaient à se faire
sentir, mais on avait à craindre une syncope
complète d'un instant à l'autre..

Aussitôt que nous eûmes connu l'historique
précis de cet état morbide, nous nous empres-
sâmes de déconseiller au malade l'emploi de nos
eaux que nous savions d'avance devoir lui faire
du mal plutôt que du bien dans l'état actuel....
Tous les moyens thérapeutiques ont cela de commun que, quand ils sont mal appliqués, d'avantageux qu'ils auraient pu être, ils deviennent
alors plus ou moins nuisibles; c'est une règle
générale.

Le malade ne tint aucun compte de nos avis,
et par l'effet d'une persistance à laquelle nous
ne nous serions pas attendu, il voulut absolument essayer de l'effet des eaux, préférant suivre ainsi les conseils de son ami qu'il crut plus

lumineux, sans doute, que ceux de son médecin. Il ne vit pas que précisément dans cette occasion, l'avis du médecin inspecteur méritait
d'autant plus d'être pris en considération, que
l'intérêt particulier du médecin, s'il eût été seul
consulté, aurait dû lui faire conseiller à son
client, ce que déconseillait au contraire sa cons-
cience.

Ici encore, comme si souvent ailleurs, l'expérience seule amène des repentirs.... Après trois
jours seulement d'usage des eaux en boisson, à
la dose de quatre verres seulement dans les
vingt-quatre heures, M. B... fut pris d'une fièvre
très intense. Tous les symptômes nerveux qui
constituaient sa maladie reçurent un accroissement effrayant, et à tous ces symptômes déjà
si graves par eux-mêmes, vinrent se joindre
encore des vomissemens bilieux alternant avec
des crampes d'estomac horribles, selon l'expres-
sion du malade.

Nous eûmes besoin de toutes les ressources
les plus rationnelles de la thérapeutique ordinaire pour amender un état aussi fâcheux, et
nous conseillâmes au malade de rentrer chez
lui, dès que son état nous sembla pouvoir lui
permettre de supporter la fatigue du voyage.

Nous ferons, à l'occasion des douze observations que l'on vient de lire quelques réflexions
tant dans l'intérêt des malades et de leurs mé-

decins ordinaires que dans celui de la réputation
des eaux minérales en général et de la prospérité des nôtres en particulier. Nous avons jugé
convenable de les grouper, ici, sous forme de
conclusion, pour éviter des répétitions qui, sans
cela, eussent été indispensables dans la rédac-
tion de plusieurs des observations que l'on vient
de lire.

Des brochures publiées sur les établissemens
thermaux, annonçaient, de temps en temps,
comme ayant été opérées et portant comme pos-
s'bles, encore par l'emploi de telles eaux minérales des *guérisons parfaites* de maladies réputées
jusqu'à ce jour *incurables*, ne manquent jamais
def aire un tort considérable aux eaux mal à propos tant vantées, quand l'observation dessille les
yeux à ceux qui d'abord s'étaient aussi laissé
illusionner.

Nous ne craignons pas de dire en effet que ces
écrits sont aussi nuisibles aux établissemens
qu'ils louent outre mesure, que s'ils avaient été
composés par leurs ennemis. Une expérience
douloureuse et cruelle fait bientôt justice de ces
assertions intéressées, et les établissemens thermaux dont l'efficacité avait été si fort exagérée
y perdent nécessairement beaucoup.

Dans le traitement des maladies chroniques,
les moyens thérapeutiques qui sont le plus généralement utiles sont moins ceux qui guéris-

sent parfaitement dans des circonstances rares ou exceptionnelles, que ceux qui, presque toujours, dans des cas convenablement choisis, procurent des améliorations ou des soulagemens des plus notables.

On a vu que, dans certaines circonstances, nos eaux avaient fait du mal..... Nous dirons, nous, que c'est précisément là un caractère de leur efficacité. Les substances inertes, c'est-à-dire sans vertu aucune, sont les seules *qui ne font jamais du mal*. Un moyen thérapeutique efficace, quel qu'il soit, peut faire également, tantôt beaucoup de mal, tantôt beaucoup de bien. Voilà pourquoi il faut, avant tout, le bien appliquer,

Il est indispensable toujours aux médecins ordinaires, et quelquefois aux malades eux-mêmes, de connaître les écrits consciencieusement composés qui ont été publiés sur les eaux minérales que conseillent les premiers et que les seconds doivent s'administrer. D'après ce que nous avons dit dans le paragraphe précédent, il est aussi utile de bien connaître les contr'indications des eaux minérales que leur efficacité elle-même. C'est à l'aide de ces lectures que l'on établit rationnellement leurs indications; et c'est seulement quand on connaît parfaitement ces dernières que l'on évite d'envoyer aux eaux des malades qui devraient se trouver dans des circonstances autres que celles au milieu desquelles ils se trouvent pour que les eaux leur fussent utiles. — Ce moyen thérapeutique naturel a été mis par la providence à la disposition de notre pauvre humanité , pour qu'elle en retire quelque soulagement sans doute ; mais encore faut-il bien que pour atteindre convenablement ce but , les vertus des eaux minérales aient été rationnellement invoquées.

TRAVAUX IMPRIMÉS

DU MÊME AUTEUR.

1° **DES EAUX MINERALES D'AUDINAC** , considérées sous le rapport thérapeutique (1er mémoire). Dans ce premier mémoire sont consignées des observations de maladies chroniques du *foie* , dont quelques-unes ont été guéries et dont les autres ont été notablement amendées par l'action des eaux d'Audinac ;

2° **LETTRE** adressée aux médecins sur les propriétés générales des eaux d'Audinac.

3° **DEUXIEME MEMOIRE SUR LES EAUX MINERALES D'AUDINAC** dans lequel sont consignées des observations d'engorgement des viscères du bas-ventre autres que le foie et dont les sujets ont été guéris ou soulagés par l'usage des eaux d'Audinac ;

4° **DE LA MALADIE OU DES MALADIES D'UNE DAME** , morte presque subitement à son arrivée à Audinac ;

5° **DES CONTR'INDICATIONS DES EAUX D'AUDINAC**, ou exposé des cas dans lesquels les eaux d'Audinac sont nuisibles;

6° **RAPPORT MÉDICO-LÉGAL**, débattu devant la cour d'assises du département de l'Ariège, dans l'accusation d'empoisonnement portée contre la nommée M. A.

7° **RAPPORT FAIT AU CONSEIL MUNICIPAL DE LA VILLE DE SAINT-GIRONS** sur la nécessité de l'institution d'un médecin vétérinaire d'arrondissement ;

8° **LETTRE** à M. le sous-préfet de l'arrondissement de Saint-Girons sur l'épidémie varioleuse d'Oust et de ses environs.

A IMPRIMER

POUR COMPLÉTER LA MONOGRAPHIE SUR LES EAUX D'AUDINAC.

1° **QUATRIEME MÉMOIRE. — DE L'ACTION DES EAUX D'AUDINAC** contre la gravelle, contre certains cas de catharre de la vessie, contre certains dérangemens de la matrice, pâles-couleurs, flueurs blanches, etc.;

2° **CINQUIEME MÉMOIRE. — DE L'ACTION DES EAUX D'AUDINAC** contre certaines diathèses, telles que les scrophules, les dartres, le rhumatisme chronique, etc. ;

3° **SIXIEME MÉMOIRE. — DE L'ACTION DES EAUX D'AUDINAC** contre les débilités générales, les convalescences longues et pénibles, les sueurs opiniâtres, etc.

4° **SEPTIEME MÉMOIRE. — DE L'UTILITE QU'IL Y A DANS CERTAINS CAS, A COMBINER LES EAUX MINERALES D'AUDINAC AVEC D'AUTRES MOYENS MEDICAMENTEUX** et du préjugé qui fait penser à certaines personnes, sans aucune raison légitime, que les eaux d'Audinac ne sont pas utiles en bains;

5° **DE L'ACTION DES EAUX D'AUDINAC SUR L'HOMME DANS L'ETAT DE SANTE. —** Ce mémoire a déjà été adressé à l'académie royale de médecine.

SOUS PRESSE

POUR PARAITRE INCESSAMMENT.

1º **OBSERVATION D'UNE PLAIE AVEC SECTION COM-PLETE DU TENDON D'ACHILLE** par une cause très-probablement sans pareille jusqu'à ce jour, dans les fastes de l'art;

2º **OBSERVATION D'UNE GROSSESSE MECONNUE ET DONT IL EUT ETE IMPOSSIBLE DE CONSTATER L'EXISTENCE.** Observation recueillie dans le service médical de l'hôpital de Saint-Lizier;

3º **OBSERVATION D'UN OBSTACLE A UN ACCOUCHE-MENT,** obstacle insurmontable par les seuls efforts de la nature.

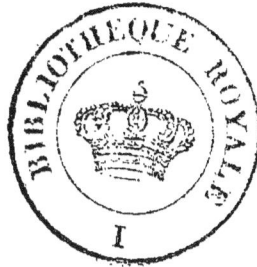